DU SEL,

CONSERVATEUR UNIVERSEL.

SES MERVEILLEUSES PROPRIÉTÉS,

CONSTATÉES PAR CINQUANTE-HUIT ANS D'EXPÉRIENCES DIVERSES,

Par VERNHES aîné.

AGÉ DE 80 ANS,

JOUISSANT DE TOUTES SES FACULTÉS PHYSIQUES ET INTELLECTUELLES.

Auteur de l'*Abécédaire nouveau*, fondé sur le mécanisme du langage. — Du *Lecteur secondaire* et du *Premier méthodiste latin-français*, ou *Traité de la version*, premier ouvrage en ce genre.

Salutaire.
Sale utere; Usez de sel.

Cur morietur homo, qui sic sale semper utetur?
(Imité d'HORACE.)

Pourquoi peut-il être mortel,
L'homme, s'il use ainsi de sel?

PARIS.

CHEZ L'AUTEUR, RUE DU CHANTRE, 26,
ET CHEZ TOUS LES LIBRAIRES.

1852.

DU SEL,

CONSERVATEUR UNIVERSEL.

SES MERVEILLEUSES PROPRIÉTÉS,

CONSTATÉES PAR CINQUANTE-HUIT ANS D'EXPÉRIENCES
DIVERSES,

Par VERNHES ainé,

AGÉ DE 80 ANS,

JOUISSANT DE TOUTES SES FACULTÉS PHYSIQUES
ET INTELLECTUELLES.

Auteur de l'*Abécédaire nouveau*, fondé sur le mécanisme du langage. — Du *Lecteur secondaire* et du *Premier méthodiste latin-français*, ou *Traité de la version*, premier ouvrage en ce genre.

———

Salutaire.
Sale utere ; Usez de sel.
Cur morietur homo, qui sic sale semper utetur ?
(Imité d'HORACE.)
Pourquoi peut-il être mortel,
L'homme, s'il use ainsi de sel ?

———

PARIS.

CHEZ L'AUTEUR, RUE DU CHANTRE, 26,
ET CHEZ TOUS LES LIBRAIRES.

—

1852.

Ayant rempli les formalités voulues par la loi, tout exemplaire non revêtu de ma signature sera réputé contrefait.

PRÉFACE.

J'avais résolu de ne publier cet opuscule qu'au dernier terme de ma vie, pensant que je pourrais ajouter quelques nouvelles expériences dont cet âge, si affligé d'infirmités, ne manquerait pas de me fournir la matière ; mais arrivé à l'âge de quatre-vingts ans, j'ai pensé que je ne devais pas attendre plus long-temps, sauf à ajouter à une seconde édition, si ma vie se prolonge, les faits qui se seront présentés, ainsi que ceux que d'autres personnes auront remarqués et dont elles auront bien voulu m'informer. D'ailleurs, les médecins commençant à introduire le sel dans leurs prescriptions, je désire établir la priorité que j'ai acquise par cinquante-huit ans d'expériences personnelles.

Persuadé que je dois à l'emploi de l'eau salée l'excellente santé dont je jouis, la conservation de la vue et de toutes les dents, je crois rendre un grand service au public en lui communiquant les heureux résultats de mes expériences. Quel est l'habitant de ville, de village et de hameau qui ne voudra pas posséder ce petit livre?

Au reste, le médecin ordonne; moi, je conseille; soumission aveugle à ses ordonnances, foi raisonnée à mes expériences; j'indique le sel naturel, le médecin le mêle aux connaissances de son art; l'emploi du sel par le médecin est tout nouveau, chez moi il a cinquante-huit ans de date; l'application en est étrangère à sa personne, elle m'est personnelle; on ne peut donc pas me dire : *Medice, cura te ipsum*: Médecin, guéris-toi toi-même. D'ailleurs ne dit-on pas : *Expérience passe science.*

EXPOSÉ.

Il y a cinquante-huit ans que, réfléchissant avec le bon sens le plus commun sur l'organisation du corps humain, je reconnus que l'estomac est le principal agent de notre existence. Cette vérité est connue de tout le monde, et personne n'ignore aussi que la bouche est le plus grand ennemi de l'estomac (et de la bourse); car c'est pour la satisfaire qu'on se gorge de mets *sans faim* et de boissons *sans soif*, quand il faut si peu de chose pour nous entretenir; puisque, si nous retenions 15 grammes (demi-once) par jour, des aliments que nous prenons, je pèserais 432 kilogrammes (864 livres) à l'âge où je suis.

Continuant mes observations, je remarquai que la salive, les larmes, la sueur et l'urine sont salées; que le sel est indispensable dans tous nos aliments; que les animaux en sont avides; et je dirai à ce sujet que, dans des essais récemment faits sur des veaux, on a reconnu que ceux à qui on a donné du sel étaient plus beaux et que leur chair était de meilleure qualité. Enfin tout le monde sait que le sel conserve les viandes et les poissons, et c'est d'après cette opinion que l'on met du sel sur la viande et le poisson dont on veut différer l'emploi.

Mais je fus surtout frappé d'une analogie singulière entre le français et le latin :

Français, *salutaire* } Usez de sel.
Latin,   *sale utere* }

Est-ce un effet du hasard? est-ce une indication ?

Si j'en juge par le résultat de mes expériences, je dirai que c'est une indication ; car remarquez avec quelle profusion cet élément *conservateur* nous est donné ; les mers , des lacs, des mines en offrent sur tous les points de la terre. De toutes les productions, en existe-t-il une aussi abondante? Le sel est partout sous la main de l'homme ; il n'exige ni culture, ni manipulation, ni grange pour l'enfermer, et l'emploi en est forcé. Croirait-on que cette profusion n'a d'autre but que l'assaisonnement de nos mets ? Cette pensée serait bien niaise !

J'ajouterai encore que les productions de la terre varient à l'infini selon les pays et les climats; en est-il de même du sel? Non, il est le même partout, il est univer*sel.*

USAGE DE L'EAU SALÉE.

Ces observations m'engagèrent à faire usage de l'eau *salée* dans toutes les indispositions qui me surviendraient, telles que dévoiement ou flux de ventre, indigestion, maux d'estomac, malaise, insomnie, dégoût; et les résultats satisfaisants commencèrent à me prouver que mon opinion sur les effets bienfaisants de l'eau salée n'était pas sans fondement.

Mais au mois de mai 1822 je fus atteint d'une fluxion de poitrine très grave. Je pris alors, à l'insu de mon médecin, sept fois de l'eau salée à divers intervalles, et je crois que je dois ma guérison à cela seul. La dose d'eau salée est de deux doigts dans un verre ordinaire.

Ce n'est pas intérieurement seulement que j'ai fait usage d'eau salée, elle n'a pas été moins efficace extérieurement.

Tourmenté toutes les nuits d'une démangeaison insupportable à la jambe droite, une seule friction d'eau salée m'en délivra, et ce moyen m'a toujours réussi sur toute autre partie du corps.

La friction se fait avec la main jusqu'à ce qu'elle soit sèche. L'eau doit être saturée de sel. On connaît qu'elle est dans cet état lorsqu'il reste au fond de l'eau du sel qui ne se fond plus Mais, pour boire, on peut mettre moins de sel, afin de l'avaler sans répugnance.

On la boira préférablement tiède et à la dose de deux doigts dans un verre 'ordinaire. On peut cependant la boire froide.

Après un travail d'écritures pendant plusieurs mois, je m'aperçus que mes ehevilles s'étaient enflées; deux frictions d'eau salée suffirent pour les remettre dans leur état naturel. D'après ce résultat, je pense que l'on pourrait essayer ces frictions ou des applications de linges imbibés d'eau salée, si ôn ne pouvait pas supporter les frictions, dans tous les cas d'engorgement, tels que varices, goutte, etc., ainsi que sur les enflures.

Pendant le choléra qui affligea Paris en 1832, je prenais le matin, avant de sortir, deux doigts d'eau salée tiède. Au sujet du choléra, je lus en 1834, dans le *National*, le fait suivant, extrait du *Globe*, journal anglais :

« Deux ouvriers, employés à l'extraction du
» sel des lacs voisins de Salzbourg, furent at-
» teints du choléra et abandonnés des méde-
» cins lorsqu'ils eurent perdu connaissance et
» que leur corps était devenu presque noir.
» Le chef de ces ouvriers, qui, soit par expé-
» rience, soit par superstition, attribuait à
» l'eau salée une vertu médicale, se chargea
» de la guérison de ses ouvriers. Il fit chauffer
» à un degré élevé une quantité d'eau prise
» dans le lac, et mit un des deux moribonds
» dans ce bain. Au bout d'une demi-heure cet
» homme reprit connaissance et parla du bien-

» être qu'il éprouvait. On mit l'autre dans un
» bain semblable, et on eut soin d'entretenir
» l'eau très chaude. Petit à petit les corps,
» de noirs qu'ils étaient, devinrent rouges,
» puis roses, et enfin présentèrent leur cou-
» leur naturelle, et au bout de deux heures
» les deux hommes furent guéris.

» On doit supposer que, les pores s'étant
» ouverts dans ce bain d'eau chaude, des par-
» celles de sel s'y introduisirent et liquéfièrent
» le sang qui s'était noirci en se figeant et en
» cessant de circuler.

» Cette expérience s'accorde avec l'effet que
» produit le sel sur le sang caillé. »

Ce fait, que je rapporte à l'appui de mes expériences personnelles, est une preuve évidente
des propriétés médicales du sel, qui n'a jamais
empoisonné personne ni fait du mal à qui que
ce soit. LES POISSONS Y VIVENT.

Ut noceat nobis Deus haud sal præbet abundè.

Est-ce pour nuire à la santé,
Que Dieu nous a donné le sel en quantité?

SUITE DE MES EXPÉRIENCES.

Depuis quelque temps je sentais que mon
estomac ne faisait pas ses fonctions ordinai-
res. Quatre heures après mon repas du soir, je
sentais une pesanteur qui pourtant se dissi-

pait peu à peu. Enfin, le 8 janvier 1849, je fus pris d'une très forte toux. Je me mis au lit le 9 à six heures du soir avec la fièvre, et je fis faire une tasse de fleur de tilleul pour ma boisson. Le 10, à huit heures du matin, j'éprouvai le besoin le plus pressant d'aller à la selle, mais je ne pus rien rendre. Je fis mettre alors dans une tasse un doigt d'eau saturée de sel et autant de tisane de tilleul, et je le bus tiède. Peu d'instants après, j'allai pendant sept fois, de demi-heure en demi-heure, rendant des matières presque liquides et du plus mauvais caractère, et aussitôt la toux qui me tourmentait se calma; et le surlendemain, ayant pris une nouvelle dose d'eau salée, je n'eus qu'une seule évacuation, et la toux cessa.

Je ressentis, il y a quelque temps, des élancements à l'os du pied droit, près le gros orteil; quelques frictions d'eau salée les calmèrent et firent disparaître l'inflammation.

Une faiblesse m'étant survenue à l'articulation du pied droit, deux frictions raffermirent cette partie, ainsi que les deux genoux, dont la faiblesse était telle que je montais les degrés avec beaucoup de peine.

Une compresse imbibée d'eau salée appliquée sur les yeux en me mettant au lit, me guérit de la cuisson et de l'inflammation.

Une dent de la mâchoire inférieure, sur le devant, tremblait; j'y mis du sel et elle se raffermit et continue de fonctionner.

Une grosse dent de la mâchoire supérieure s'abaissa au point de toucher celle de dessous. la bouche légèrement entr'ouverte ; je serrai les dents pour la faire remonter, j'imbibai la gencive d'eau salée avec un pinceau à plume, et la dent reprit sa place et fonctionne comme avant.

Renversé par un omnibus, il me sortit sur le haut de la tête une bosse de la grosseur d'un œuf de pigeon, qui disparut au bout d'une demi-heure au moyen de l'application de linges imbibés d'eau salée.

Le 30 août dernier, je fus pris d'une colique qui se termina en diarrhée ; je bus cinq fois de l'eau salée à la dose de deux doigts, à divers intervalles, et j'en fus délivré au bout de trois jours.

Quoique mon but ne fût que de parler de mes expériences de l'eau salée, je ferai connaître quelques autres essais qui m'ont également ment réussi.

Atteint, à l'âge de vingt-cinq ans, d'une sciatique, je m'en guéris avec des frictions du mélange suivant :

Une partie de suif, de poix blanche de Bourgogne, de térébenthine et deux parties d'huile d'olive.

Je présentais au feu la hanche nue et mettant sur la main avec un morceau de bâton plusieurs gouttes du mélange que j'avais fait fondre, je m'en frottais fortement au haut de la hanche seulement de la grandeur de la paume de la main, pendant un quart d'heure, après quoi j'y appliquais une feuille de papier gris, et je me mettais au lit ; car je faisais cette friction avant de me coucher. Quatre frictions furent suffisantes.

J'ai fait plusieurs fois remonter la luette en gargarisant de l'eau salée.

Je mets toujours du sel dans les bains de pieds, et je m'éponge le corps avec de l'eau salée dans le courant de l'année.

Au reste, j'ai remarqué de la répugnance, chez beaucoup de personnes, à boire deux doigts d'eau tiède salée ; cependant le sel n'a ni odeur ni goût ; il n'a qu'une forte saveur qu'on affaiblit à volonté avec de l'eau. Cette répugnance est en contradiction manifeste avec le plaisir qu'on a à manger des viandes et du poisson salés.

A vingt-huit ans, affligé d'hémorrhoïdes, je m'en guéris de la manière suivante :

Je fis bouillir pendant une minute une poignée de feuilles de mauve et autant de pariétaire avec un litre de vin blanc sec, et après avoir versé cette décoction dans le pot de nuit, je m'y plaçais dessus pour en recevoir la fumée, d'abord assez haut pour ne pas me brûler, et me baissant peu à peu à mesure que la chaleur diminuait. Je faisais cette fumigation le soir, avant de me mettre au lit, et le lendemain je la répétais, en me levant. avec ce qui m'avait servi la veille et que je renouvelais le soir. De sorte qu'ayant fait six fumigations, trois litres de vin blanc suffirent à mon entière guérison, et depuis cette époque je n'en ai éprouvé aucun retour.

Puisqu'il s'agit de fumigations, je dirai que toutes fois que je suis enrhumé, j'aspire la fumée de l'eau chaude; je la verse dans un vase, et, le couvrant d'un entonnoir, j'aspire la vapeur par le petit bout que je garnis d'un peu de linge.

J'ai pensé que, les poumons ne pouvant recevoir que de l'air ou de la vapeur, c'était le seul remède que je pouvais appliquer au siége dn mal; parce que la fumée de l'eau, se condensant, humecte les poumons et facilite l'expectoration. Je m'en suis toujours bien trouvé.

TRAITEMENT DES PLAIES.

Expériences personnelles.

Il me survint sur la main gauche, il y a environ cinquante ans, une dartre avec suppuration qui s'étendit à trois centimètres en longueur et un en largeur. Le traitement qui me fut proposé ne me convenant pas, je me décidai à la brûler avec de l'acide sulfurique (huile de vitriol). Je trempai une allumette dans l'acide et je la passai rapidement sur la dartre. Je plongeai aussitôt la main dans une terrine placée à côté. La plaie fut de suite noire, et l'escarre (la croûte) qui se forma tomba au bout de quinze jours. Cette opération ne cause de douleur qu'au moment de l'application de l'acide, et elle est si tôt calmée par l'eau, qu'on ne s'en aperçoit presque pas. Il ne m'est resté aucune cicatrice ni aucun retour sur aucune partie du corps.

Le même moyen me réussit pour la guérison d'une petite plaie qui me vint à la lèvre supérieure à la suite d'un bouton, et qui grandissait tous les jours J'y mis successivement sept fois de l'acide sulfurique avec une allumette, et après avoir supporté chaque fois un petit instant la brûlure, je trempais la lèvre dans un verre plein d'eau. La guérison fut complète.

D'après les résultats de ces deux expériences, je présume que les personnes affectées de plaies à la peau et surtout au visage, pourraient, avec espoir de guérison, y appliquer l'acide sulfurique, d'abord affaibli avec de l'eau à moitié ou aux trois quarts, la force n'étant pourtant pas à craindre, puisqu'on peut en arrêter l'action avec de l'eau.

Dans les morsures d'animaux enragés ou présumés tels, au lieu d'employer le fer chauffé à blanc, qui n'agit que sur la surface, cause une souffrance cruelle et continuelle et ne peut être appliqué qu'une seule fois, ne pourrait-on pas, avec plus d'avantage, ce me semble, et moins de souffrance, ou pour mieux dire une souffrance moins longue, faire usage de l'acide sulfurique qui, pénétrant dans l'intérieur où le virus est déjà parvenu, peut l'atteindre et le détruire, et dont on peut arrêter l'action avec de l'eau aussitôt que l'on veut? D'ailleurs on pourrait en renouveler l'application, ce qu'on ne pourrait pas faire avec le fer brûlant, comme je l'ai déjà dit.

Ce ne serait pas aussi sans succès peut-être que l'on emploierait l'eau salée, soit en boisson, soit en frictions, lorsque la personne mordue aurait quelque inquiétude. On n'ignore pas que cet accident influe sur le moral, qu'un remède, dont espère la guérison, peut calmer et rassurer.

ÉCORCHURES, COUPURES ET AUTRES ACCIDENTS POUVANT AMENER LA SUPPURATION.

Expériences personnelles.

M'étant donné un coup violent sur l'os de la jambe, j'en essuyai le sang et j'y appliquai du papier humecté avec de la salive. Le papier, se collant sur la plaie, la garantit du contact de l'air et du frottement du linge; d'un autre côté la salive est salée et est indiquée par la nature; car il n'est peut-être personne qui, s'étant donné un coup à un doigt, ne l'ait porté aussitôt à la bouche.

J'appliquai donc du papier gris buvard sur la plaie. Arrivé chez moi à cheval, car l'évènement s'était passé dans un village, ma jambe fut très enflée et très enflammée. Je plaçai alors mon pied sur une chaise et je mis une terrine pleine d'eau sous la jambe : je versai sur la plaie de l'eau que je prenais dans la terrine, jusqu'à ce que le papier se fût détaché de lui-même ; je continuai de verser un instant de l'eau sur la plaie à nu et d'aussi haut que je pouvais le supporter ; j'essuyai la partie et je la couvris de nouveau de papier gris humecté avec de la salive. Je continuai cette opération matin et soir, au moins, jusqu'à ce que l'inflammation eût entièrement disparu. Alors je discontinuai les douches, c'est-à-dire de verser de l'eau sur la jambe, et je laissai sur la plaie le papier jusqu'à ce qu'il tombât de lui-même, en ayant soin de rogner tout autour à mesure qu'il se détachait. Au bout de quinze jours je fus parfaitement guéri. Je dirai que, dans la journée et même dans la nuit, si on sentait des élancements, il faudrait faire des douches comme à l'ordinaire.

D'après ce résultat, je pense que toute espèce de plaie peut être guérie de la même manière, c'est-à-dire avec des douches d'eau plus ou moins réitérées et du papier gris.

Je m'occupe dans ce moment d'une guérison bien plus extraordinaire. Voici le fait :

A l'âge de quatre ans je pris mal à l'oreille gauche, et, après ma guérison, elle resta dure ; enfin elle avait cessé toute espèce de service, et la droite s'affaiblissant par l'âge, j'étais déjà très sourd.

Il me vint alors l'idée de faire l'essai de l'eau salée ; j'en introduisis donc dans l'une et l'autre oreille avec un pinceau à plume, aussi profondément que je le pus, le soir en me mettant au lit ; et le matin à mon lever je lavai mes oreilles avec de l'eau pure, en me servant du même pinceau, afin d'enlever le sel qui devait y être déposé. Je faisais cette opération depuis deux mois, quand, portant la montre à l'oreille gauche, j'entendis le mouvement, mais très faiblement. Cela m'encouragea, et je sens qu'il y a du mieux tous les jours, mais bien lentement.

Remarquez que c'est à l'âge de quatre-vingts ans que je fais cette expérience. Puisse-t-elle réussir, non tant dans mon intérêt, car j'aurai peu à en jouir, que dans celui des personnes qui sont affligées de cette fâcheuse infirmité, inévitable dans l'âge avancé !

Si cette édition s'écoule de mon vivant, je ferai connaître, dans la deuxième édition, le résultat de mes expériences sur mes oreilles.

✷✷✷

Enfin, je ne cesserai de répéter :

Sale utere.

Usez de sel,
C'est salutaire.

Et j'ajouterai : Faites comme moi,

ESSAYEZ !

Plus heureux que moi, vous connaissez les résultats des expériences que j'ai faites, je ne dirai pas à mes risques et périls, car j'étais persuadé que je n'en courais aucun.

Serait-ce sans succès ! ce sera certainement sans inconvénient.

Quant à la dépense,
De l'eau, du sel et du papier.

Et mes quatre-vingts ans ne sont-ils pas un titre à la confiance du public.

FIN.

PARIS. — IMPRIMERIE H. SIMON DAUTREVILLE ET Cᵉ
Rue Neuve-des-Bons-Enfants, 5.

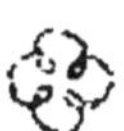

PARIS.   IMPRIMERIE H. SIMON DAUTREVILLE ET C°,
rue Neuve-des-Bons-Enfants, 3.